# 十月怀胎

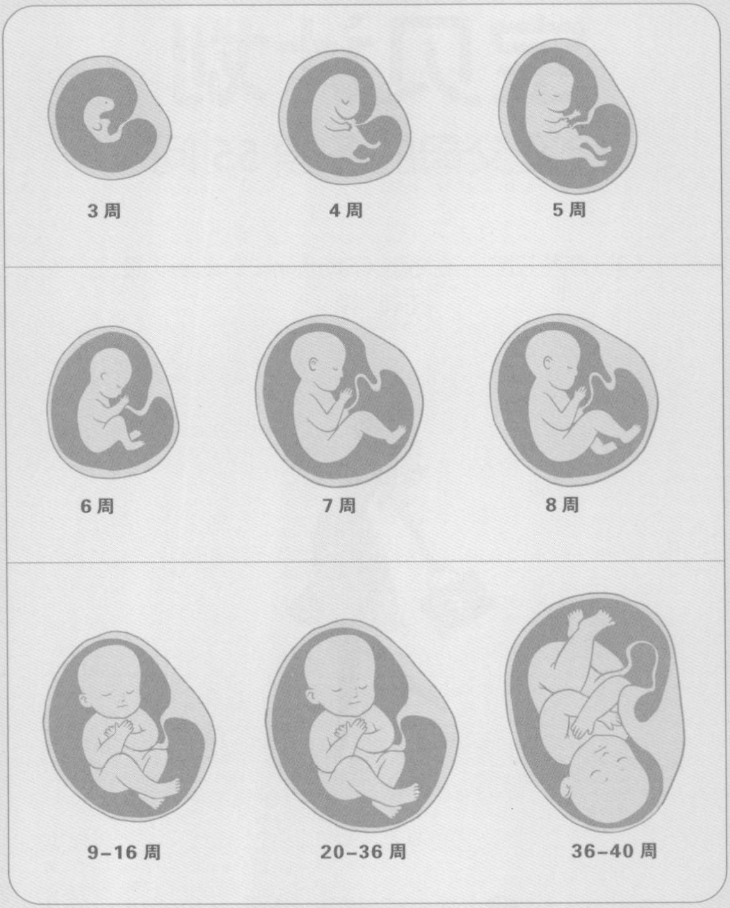
3 周
4 周
5 周
6 周
7 周
8 周
9–16 周
20–36 周
36–40 周

# Acknowledgments 致谢

衷心感谢艾伦·博德（Ellen Boeder）、吉尔·道森（Jill Dawson）、苏珊·弗雷斯特（Suzanne Forrester）、玛丽·哈夫曼–格林（Marnie Huffman-Greene）、凯特琳·克莱恩（Caitlin Kline）、丹·里根（Dan Riggan）、珍妮·斯凯勒（Jenni Skyler）、希拉·温特沃斯（Ciara Wentworth）和罗宾·威尔金森（Robyn Wilkinson）接受我的采访，与我分享他们如何轻松进入父母角色的心得，还要感谢许多参加治疗的客户和朋友，与我分享他们的育儿经验和挑战。

感谢乐于助人且直率坦诚的吉尔·道森、艾丽卡·杜格尔（Erica Dueger）、玛丽·哈夫曼–格林和丹·里根在出版前通读这本书，为我指出需要润色和增加内容的地方。

同时，特别感谢沙里·科德龙（Shari Caudron）在写作过程中提供的指导和编辑支持，并感谢费利西蒂·福克斯（Felicity Fox）所做的编辑工作。

感谢我的原生家庭—艾丽卡（Erica）、卡洛琳（Caroline）和沃尔特·杜格尔（Walter Dueger）—感谢他们给予我大量的反馈、不断的支持和爱。最深切的爱和感激要献给我的小家庭—丹、凯特琳和布雷林，他们是我的整个世界，他们坚定地鼓励我生下这

“第三个孩子”。

2007 年夏天我和我的丈夫迎来了第一个孩子。当时我们非常兴奋，但也感到手足无措。尽管我们对成为父母经过了深思熟虑，同时做好了充足的准备，但是面对身份转变所带来的挑战时，我们俩都深感责任重大，惶恐不安。正如许多初为人父母的夫妻一样，从前家里只有两个忙碌的成年人，现在多了一个需要被时时照看的新生儿，这让我们应接不暇，所以我们很快意识到为人父母是一段我们需要每天经历并且逐渐适应的漫长的旅程。

新生儿加入已经稳固的、相对轻松的家庭环境中时，需要做大量的家庭重组工作。一般，新手父母要花上几个月的时间，才能轻松自如地适应新家庭系统中的现实需求和情感需求。而且，我发现我们夫妻的许多需求，比如，日常锻炼或充足的睡眠，都需要暂时让步于女儿的需求，要给予她应有的爱和关注。

尽管我们预料到生活会发生变化，但真实的情况让我们感到措手不及。产后的前六周左右，几乎每个晚上我都要起来好几次照料孩子，看她为什么哭，与此同时我还要注意恢复身体。日子飞逝而过，产后 2~6 个月期间，我和我的丈夫都在努力回忆睡整夜觉的感觉，我们日常的对话主题从经营夫妻关系变为如何胜任父母的角色。虽然我们都很荣幸、也很欣喜能够为人父母，与女儿的亲密关系也让我们感到非常幸福，但是我们仍旧有挣扎和困惑的时候。

作为一名喜欢阅读和研究的资深读者，我在第一次怀孕之前，就阅读了市面上几乎所有和怀孕分娩、早期育儿相关的书籍，我也拥有教育学、心理学、产前和围产期[1]健康的丰富知识，床头柜堆积的相关书籍从来不下十本。而且我的丈夫和我都是经过专业训练的心理治疗师，我们很擅长发现和深入探讨生活中发生的所有细微改变。

尽管如此，我还是遗憾没能在第一个女儿出生以前与丈夫进行一些为人父母的探讨，而不是在孩子出生以后，在缺少睡眠、筋疲力尽的情况下，浮皮潦草地说几句话。比如，我们彼此对在夫妻关系中应该承担的责任都心照不宣，诸如该谁做饭、付账单，或买菜之类，这导致我们忽略了该如何应对孩子出生后带来的方方面面的变化。现在谁能处理堆得像小山一样高的脏衣服，谁能去遛狗呢（现在我家的狗开始闷闷不乐地四处转悠，好像告诉我们它已经感受到它在家中的地位被不公平地篡夺了）？没有孩子时，我们总能挤出时间参加各种活动，比如见朋友，或去远足。

---

❶ 围产期：是指从怀孕第28周到产后一周这一分娩前后的重要时期。围产期胎儿已经相对成熟，出生之后通常有一定生存能力。这段时间是孕妇和胎儿出现并发症甚至死亡的主要时期。

但是我们却从没有讨论过女儿出生后生活可能会发生怎样的变化，更重要的是，我们该如何对待和支持对方以满足我们在新阶段产生的新需求。总而言之，我们还没意识到实际上自己一无所知。

从很多年以前的某个时刻开始，我意识到我们不是个例，几乎所有跟我聊过天的父母，无论是朋友还是客户，都拥有相似的故事：为人父母后的生活极具挑战性，对生活方式的巨大转变完全没有做好准备。成为父母后，当然有很多欣喜的时刻，但是在大女儿出生后，我们也经历了很多出乎意料的状况。此后，我就开始意识到一些问题，即在我所有的阅读和研究中，能够引导夫妻双方理解父母之道的信息少之又少，在将一个孩子带到世界上来之前，人们应该有意识地思考和探讨对家庭的希望和预期，这就难怪之前我和许多的朋友、客户对此感到手足无措了。成为父母是场非常盛大的仪式，没有做好充分的准备很难投入其中。

本书的目的就是给那些即将成为父母的人们一些建议，鼓励夫妻间以支持、理性、通俗易懂的方式展开讨论。本书并非强行推广某种为人父母的心理学，而是希望为你和你的伴侣提供谈话的开场白，帮助你们找到适合自己的交谈方式，成为自己想成为的父母。我认为人们应该自己决定最适合自己及其家人的生活方式。因此我向你发出邀请，邀请你与你的伴侣进行一次深入的交谈，期望你们能站在对方的立场上进行思考。只有这样，你们才能彼此靠近，真正理解对方。尽管我和我的丈夫开展过本书里的一些话题，但我很遗憾没能在成为父母之前，开展更多的话题。我也问过其他夫妻，他们也认为这些话题非常重要。

本书分为3个部分，首先从夫妻关系开始探讨，之后探讨为人父母前应做好的预备工作，最后探讨产后会面对的问题与挑战。每个部分包括若干个话题主题，以及这一特定主题之所以重要的原因。每个话题都会提供行动建议，帮助你理解和实践这个主题。总之，本书旨在鼓励你和你的伴侣就这些主题进行深入探讨，或许你们已经在深思熟虑后彼此分享过自己的看法，但本书还会为你们提供一些如何实践这些主题的思路。

本书讨论的主题对大多数夫妻都是有益的。你们在迎接第一个孩子到来之前进行这些话题沟通，一定会有助于你们克服一些可能会遇到的问题与挑战。当你知道你和你的伴侣能理解彼此时，你就能将精力集中在应对生活和工作中重要的问题和任务，诸如陪伴孩子、照顾自己等。

值得注意的是，本书中一些话题主题可能会引发你对一些事物的复杂情绪，比如你的原生家庭、过去的心理创伤、夫妻双方的价值观和信仰的差异等，和你的伴侣共读本书也可能会引发冲突。如果你发现过去的一些事情让你心绪不宁，或者你和你的伴侣因为某个话题而产生冲突，此时我会鼓励你寻求外部的情感支持，一位值得信赖的朋友或治疗师能帮助你有效地应对这些情绪。

无论你们选择从头到尾地读完这本书，还是只选择你们最感兴趣、关联度最大的内容，本书都能够帮助你们在某些问题上达成共识，向着更好养育儿女的目标前进，而且你们也能从中学习和理解到很多的东西。作为父母，应该知道自己对孩子的成长会产生深刻的影响，并且你们作为父母的身份是永远不会改变的。所以，为人父母一直是充满挑战的。但是，充足的准备能够让新手父母感到更加轻松、自信、充满力量，与伴侣之间的爱和连接会变得更加紧密。

为了涵盖所有的家庭形态，以及让读者更轻松地阅读，我在本书中会使用中性代词“你们”来替代“他”和“她”；使用“准妈妈”（Birth Mother）指代正在孕期中的母亲；如果提到我本人和家庭的经历，我会使用家人们能接受的代词进行指代。

CONTENTS 目录

夫妻沟通至关重要

保持亲密关系

财务问题

夫妻间的角色分工

自我关爱

PART
1
# 夫妻之间
The Couple
Relationship

## 夫妻沟通至关重要

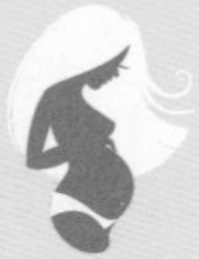

本书是围绕如何为人父母这一话题展开讨论的，这会帮助你们巩固夫妻关系，促进家庭梦想和目标的实现。与亲密的伴侣构建稳固、健康的两性关系对我们的人生至关重要，而有效的沟通是建立稳固、健康夫妻关系的两大支柱之一（另一大支柱是亲密关系，后面的内容会就此详细展开）。

如何沟通是一段关系中最值得关注的，如果忽视了沟通，会给夫妻关系带来很多不必要的麻烦。如果夫妻无法坦诚、定期地对彼此的需求、感受、经历进行沟通，就会产生愤怒、不满和距离感，长此以往，缺乏沟通的夫妻大多会变得关系紧张，充满冲突，甚至分崩离析。

了解自己和伴侣的沟通风格、彼此在哪些方面擅于沟通、沟通将如何促进你们之间的关系，将对构建稳固、健康的夫妻关系大有助益。我希望你们能建立自己的沟通技巧，这样，当你们在共同养育孩子的过程中遇到挑战并战胜它时，你们就会感觉到彼此的连接变得更加紧密。随着交流的深入，你们会更加自信，更有能力处理未来可能遇到的各种难题。

我将沟通的内容分为六组话题：日常交流，压力或冲突中的沟通，情绪控制，解决和修复冲突，要求对方满足需求，为孩子建立良好的沟通榜样。很多父母发现在孩子 3 岁前讨论这些话题是十分困难且充满挑战的，这也是我鼓励你们在孩子出生以前，认真地花一些时间和你的伴侣一起讨论这些话题的原因。

# 沟通101 学习如何好好分享和倾听 | ❤

## 背景

健康的沟通包括为自己的感受负责、不要指责对方、学会倾听，不要打断他、对他的话及时做出回应，以及让他感到被倾听和理解。如果有冲突，健康的沟通还包括明确提出彼此的需求，这样能更好地修复冲突可能带来的伤害。修复伤害包括明确的、诚挚的道歉，以及在需要改进的地方达成一致。

你们应该注意在沟通过程中的语气语调和肢体语言，尽量保持温柔的态度，尊重对方，语气诚恳，同时要明确、直接地表达你的想法。即使对方生气了，只要你表达出想建立连接、修复关系的意愿，也能促进良好沟通（考虑以下两种沟通方式的差别：一种是避免目光接触，双臂交叉抱于胸前，对伴侣骂骂咧咧；另一种是保持目光接触，身体姿势更放松，用温柔直接的方式讲话）。可以经常练习这种沟通方式，包括我自己在内的很多心理医生都会这样建议患者。

当你们进行本书中的话题时，如果中途发生冲突，也可以使用这种沟通方式。我邀请你们尝试这种方法，刚开始可能会觉得有点笨拙。甚至会发生一些小状况，但只要多尝试使用这种方法，就会帮助你们建立信心并游刃有余地解决冲突。

例如，你们可以首先一起选择主题，然后衡量你们各自在某个冲突中的怒气值。比如，倒垃圾容易引发争吵，每人从 1 到 10 中选一个数字，表示你对这件事情的愤怒程度。先从两人怒气值都比较低的事情进行练习，然后在更剑拔弩张的事情中继续采用上面提到的沟通方法，看看是否能有效解决冲突。

如果你们的冲突过于白热化，可以休息一下，之后再商量好时间继续讨论。随着不断练习这种交流技巧，你会发现自己能更加娴熟地控制激动的情绪，并能更轻松地应对激烈的对话。

在解决冲突的过程中，尽量友善地对待你的伴侣，并与之保持连接。沟通的目的是在你们二人之间架起桥梁，而不是烧毁桥梁。如果你们遇到挑战性的问题，我还是建议你们继续使用这种交流技巧进行沟通。因为它能帮助你们缓解冲突，倾听彼此的声音，让双方感到被尊重。冲突虽然会给人混乱的感觉，但它也能让人成长，并让双方建立更紧密的连接。

过程

**伴侣 A：**（对对方说的话或做的事情反应强烈的一方）：对你的体会和感受负责，解释这种互动或事情如何影响到了你，但不要指责对方。

“当你（说或做________________）的时候，我感到________________。”（而不是说：“你总是做________________！”）

**伴侣 B：**你的伴侣说话的时候不要打断他，他说完以后，你再用自己的语言向对方复述一遍所听到的话，试着表达出对方的话带给你的感受。

“你的意思是________________。对吗？”不要为自己辩护。“听起来这会让你生气。”或者说：“我听到你说 这件事，我非常难过。”

（而不是说：“如果你不做______________，我就不会________________。”或者说：“没什么大不了，你不应该生气。”）

**伴侣 A：**让你的伴侣知道你对他的话理解得对不对。如果有必要，一定要解释清楚。

**伴侣 B：**让你的伴侣知道你听到他的话以后你的感受，并分享你的体会。

“听你这么说我感到______________。我的体会是________________。”

**伴侣 A**：你的伴侣说话的时候不要打断他，向对方用自己的语言复述一遍所听到的话。

“你的意思是________。对吗？”

**伴侣 B**：让你的伴侣知道你对他的话理解得对不对。如果有必要，解释清楚。

**伴侣 A**：听对方说完以后，让他知道你的感受。

持续这个过程，直到双方都感到被充分理解为止，然后轮流对需要对方改进的地方提出要求，并找到双方都能接受的解决办法。

“以后，我更希望 / 会很感激你能__________。”

然后开始修复你们的关系。它像是针对某件具体的事情表达歉意，以及以后要如何改进。再次提醒，在这个过程中一定要注意自己的语气语调和肢体语言，这些可能比你实际的话语传达更多的信息。

比如：“很抱歉我那样说话伤害了你。在我们谈论________的时候，我会更加注意。”

# 关于沟通的话题

Communication Conversations

## 话题 1

- 你和你的伴侣平时如何沟通？
- 你们如何跟对方打招呼，如何跟对方告别？
- 你们能轻松地分享一天中发生的所有事情的细节吗？
- 你们其中会有一方分享得更多吗？
- 你们日常交谈的情感语调如何，是欢快、兴奋、紧张、疲惫、放松，还是易怒？

## 开始行动

在下面写下你与伴侣进行日常沟通的方式，然后再写下你与伴侣进行沟通时的感受。你们希望改变目前与伴侣的沟通方式吗？写下答案并为自己所表达的感受负责。“我感到____________。”（建议运用本节介绍的“沟通 101”所学的技巧作为指导，可以写在后面）然后，与你的伴侣分享。

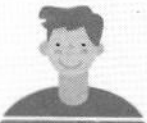

方式

感受

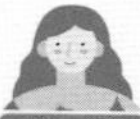

方式

感受

我们的决定

## 关于沟通的话题 ❤

Communication Conversations

### 话题 2

- 在压力下或冲突中你如何与你的伴侣沟通？
- 你们是否经常争吵，甚至大发雷霆？或是为了避免发生冲突而选择彼此回避？还是以上皆有？
- 你们会经常为了同一件（或几件）事情反复争论吗？
- 因为害怕争吵，或因为过去伴侣曾让你哑口无言的经历，你们就会避免谈论某些特定话题吗？

### 开始行动

在后面写下你与伴侣在压力或冲突下的沟通方式，然后写下你们在压力或冲突下进行沟通的感受。你们经常容易争吵的事情是什么？你们愿意在这种时候改变与伴侣的沟通方式吗？写下答案并为自己所表达的感受负责。“我感到____________________。”（建议运用本节介绍的“沟通101”所学的技巧作为指导，可以写在后面两页上）然后，与你的伴侣分享。

方式

感受

方式

感受

我们的决定

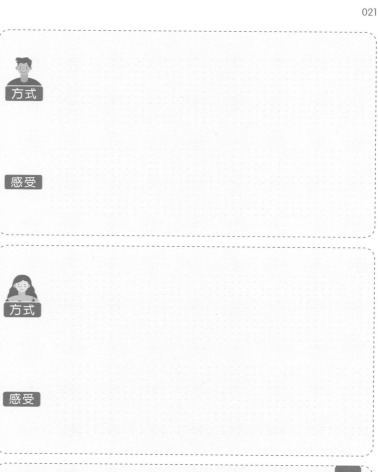

## 话题 3

- 在冲突中你如何管理情绪或控制自己？可以奏效吗？
- 比如，你是否深呼吸，告诉伴侣你需要时间冷静，再商量个时间继续这个话题？
- 在冲突过程中你是否一言不发？还是无法控制自己，变得暴跳如雷？

## 开始行动

在后面写下发生冲突时你管理情绪或控制自己的方式，以及你自认为能做到的程度。你希望在冲突时自己有所改变吗？与你的伴侣一起分享你的想法，然后，告诉你的伴侣哪些地方需要他的理解与支持。

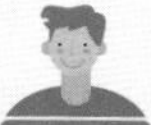

方式

程度

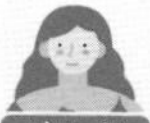

方式

程度

我们的决定

## 关于沟通的话题 ❤

Communication Conversations

### 话题 4

- 你们更倾向用哪种方式解决冲突或修复关系呢?
- 争吵后，你们中间是否经常有一方主动道歉?
- 即使做得不够完美，你们两个人都能尝试修复关系吗（比如为了某件事情向对方道歉，然后双方在今后的改变上达成一致）?
- 你们对修复关系的过程都感到满意吗?

### 开始行动

在后面写下你们目前是如何修复关系的，以及你更希望如何修复你们的关系。和你的伴侣分享你的感受，如果现在的修复过程让你不满意，提出改进的要求（建议运用本节介绍的“沟通 101”所学的技巧作为指导）。

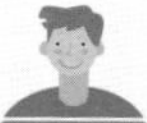

方式

感受

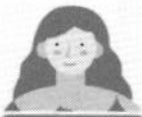

方式

感受

我们的决定

## 话题 5

- 当你要求伴侣满足你的需求，或向他寻求支持的时候，成功的概率有多大？
- 你能轻而易举、自然而然地得到想要的结果吗？

## 开始行动

如果你很难从你的伴侣那里得到支持，要求他满足你的需求，那么你需要提前练习一下。每天至少向你的伴侣寻求一次支持或帮助，即使你知道有的事情你可以自己完成：比如，请他帮助你做饭或整理衣服；或向他表达出想得到情感支持，比如拥抱。

观察一下，你的伴侣对你提出需求的容忍度是否提高了？是否获得了对方更多的支持？

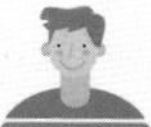

观察

结果

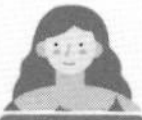

观察

结果

共同决议

## 话题 6

- 有了孩子后，你想怎样改进你们之间的沟通方式？
- 想想你们之间的沟通方式如何影响了你，你觉得它会如何影响你们的孩子？
- 在沟通技巧方面，你希望给孩子做怎样的榜样？

## 开始行动

在后面写下有孩子后你所希望的沟通技巧，并有意识地培养这些技能。和你的伴侣分享，一起讨论如何学习自己可能尚不具备的沟通技巧。

技巧

技巧

我们的决定

# 保持
# 亲密关系

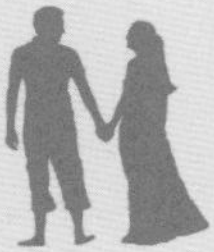

如果沟通是稳固、健康的夫妻关系的两大支柱之一，那么亲密就是另一大支柱。亲密的定义和解释有很多种，但是在本书中，亲密是指你与伴侣之间深层次的紧密连接。没有这种意义上的紧密连接，你可能会觉得你们的关系孤掌难鸣，甚至岌岌可危。亲密会给大脑带来愉悦，然后它就会让你不断追求亲密，并帮助你在构建重要关系中克服一切困难。

亲密不仅与性有关，它还包括许多身体接触，比如拥抱、牵手或按摩，还包括你们在温柔的目光接触时，在一起享用静谧的晚餐或散步时，以及在大笑之后感到心意相通时，心中所产生的柔情。夫妻关系的两大支柱——沟通和亲密，二者相互联系，相互依存。总之，夫妻间有效的沟通和亲密的连接会让你们收获更多的归属感和满足感。

INTIMACY

### 基础亲密练习

我邀请你和你的伴侣寻找一个不被外界打扰的时间，一起坐下，面对你的伴侣，做几个深呼吸，让你的神经系统放松下来。邀请你的伴侣也一起这么做。先进行温柔的目光接触，如果觉得舒服，再进行一些身体接触—— 握手，或把你的双手放在对方的膝盖上。在这期间，与你的伴侣分享一些让彼此感恩的事情。最大程度上敞开你的心扉，这样，在分享时你和你的伴侣都能感受到彼此的存在。如果这中间有让你感觉不舒服的地方，可以试着坐在伴侣的身旁，进行一些轻柔的身体接触，比如，一个人把头靠在另一个人的肩膀上。

# 对保持亲密的探讨

Intimacy Conversations

## 话题 7

- 目前你和伴侣的亲密经历是怎样的？
- 你们能彼此开诚布公地谈论你对各种亲密方式的需求吗（性、依偎、揉肩膀等）？
- 你能感到你的伴侣在尽力满足这些需求吗？
- 你们性生活的频率如何？
- 作为彼此的伴侣，对你来说，亲密是生活中的必需品吗？
- 你们牵手、无性抚摸、彼此长时间的目光接触的频率如何？
- 你们亲密的质量如何？
- 你们能感到彼此的连接吗？

## 开始行动

完成下面的表格，一起讨论你们的答案。

| 伴侣 A | | | |
|---|---|---|---|
| 问题 | | | 回答 |
| 1 | 每周 / 月我们性行为的次数 | | |
| 2 | 每周 / 月我希望性行为的次数 | | |
| 3 | 在性行为中我觉得我们的连接程度<br>（0= 完全没有连接　3= 连接　5= 紧密连接） | | |
| 4 | 我希望在性行为中我们达到怎样的连接 | | |
| 5 | 每周 / 月我们有多少次无性的身体接触 | 拥抱 | |
| | | 依偎 | |
| | | 握手 | |
| | | 其他 | |
| 6 | 每周 / 月我希望我们进行无性的身体接触的次数 | | |
| 7 | 在无性的身体亲密行为中我觉得我们的连接程度<br>（0= 完全没有连接　3= 连接　5= 紧密连接） | | |
| 8 | 我希望在无性的身体亲密行为中我们达到怎样的连接 | | |

| 伴侣 B | | | |
|---|---|---|---|
| | 问题 | | 回答 |
| 1 | 每周 / 月我们性行为的次数 | | |
| 2 | 每周 / 月我希望性行为的次数 | | |
| 3 | 在性行为中我觉得我们的连接程度<br>（0= 完全没有连接　3= 连接　5= 紧密连接） | | |
| 4 | 我希望在性行为中我们达到怎样的连接 | | |
| 5 | 每周 / 月我们有多少次无性的身体接触 | 拥抱 | |
| | | 依偎 | |
| | | 握手 | |
| | | 其他 | |
| 6 | 每周 / 月我希望我们进行无性的身体接触的次数 | 拥抱 | |
| | | 依偎 | |
| | | 握手 | |
| | | 其他 | |
| 7 | 在无性的身体亲密行为中我觉得我们的连接程度<br>（0= 完全没有连接　3= 连接　5= 紧密连接） | | |
| 8 | 我希望在无性的身体亲密行为中我们达到怎样的连接 | | |

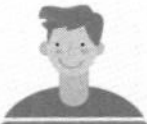

总结

感受

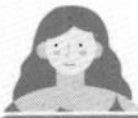

总结

感受

我们的决定

# 对保持亲密的探讨 ❤

Intimacy Conversations

## 话题 8

💬 怀孕期间，夫妻的性生活通常会发生改变。

由于激素的起伏变化，一些怀孕的妈妈和她们伴侣的性生活会增加，也有一些夫妻的性生活会减少，因为在孕期的某些阶段，感到恶心或不舒服是普遍现象。

很多时候，即使夫妻确信孕期安然无虞，他们也会对孕期性生活或进行某种形式的性行为有所保留。

💬 讨论一下你们对性生活的想象，你们的亲密行为在怀孕的早、中、晚期可能会如何变化，并且要思考应该如何应对在这些时期产生的变化或问题。

## 开始行动

制订临时且灵活的计划，应对孕期出现的影响你们享受从前习以为常的性生活的情况，以尽力保持夫妻间的亲密连接。

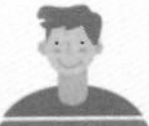

计划

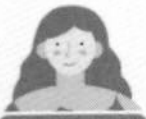

计划

我们的决定

# 对保持亲密的探讨 ❤

Intimacy Conversations

## 话题 9

- 生下孩子后，产妇的身体至少会在一段时间内看起来不一样，感觉上也是如此。
- 产妇可能会经历心理上的脆弱与身体上的疼痛，缺少睡眠，需要时间从分娩经历中恢复。
- 分娩后，产妇会将更多精力投向孩子，对亲密的欲望也可能会降低，因此丈夫也会感受到发生了很多变化。
- 通常，医生会建议在产后 4 ~ 6 周再进行性生活，具体时长取决于产妇的恢复情况。
- 你觉得孩子出生后，你们的性生活和整体的亲密会受到哪些影响呢？

## 开始行动

制订临时且灵活的计划，应对产后导致性生活发生改变的情况，以尽力保持夫妻间的亲密连接。

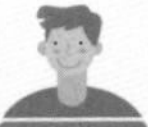

计划

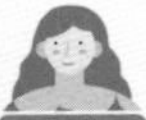

计划

我们的决定

# 对保持亲密的探讨 ❤

Intimacy Conversations

## 话题 10

💬 有时，产后 4~6 周恢复期过后，重启性生活时，产妇可能会有残余疼痛或发生其他并发症。

💬 如果发生这种情况，你们计划如何应对这样的挑战？

## 开始行动

完成下面的选择题，一起讨论你们的答案。

| 准妈妈： | |
|---|---|
| 如果在 4 ~ 6 周恢复期后，自己有残余疼痛或并发症，下面选项中更符合自己的是哪一个？ | |
| A | 我很善于说出自己想要被满足的亲密需求，并能很自然地向我的伴侣提出要求。 |
| B | 我不善于说出自己想要被满足的亲密需求，我希望我的伴侣能够自己意识到并且尽力满足这些需求。 |
| C | 我很善于在我的身体和亲密关系方面设立界限，能很自然地告诉我的伴侣我还没有准备好进行性行为。 |
| D | 我不善于在我的身体和亲密关系方面设立界限，我希望我的伴侣可以自己意识到我想要什么或不想要什么，并尊重我的想法。 |
| 如果你的回答是不善于说出自己想要被满足的亲密需求，也不善于为自己设立界限，那么，你应该与你的伴侣一起制订计划，在互相支持与尊重的前提下商讨应该如何满足彼此的需求。 | |

| 准爸爸： | |
| --- | --- |
| 如果在 4 ~ 6 周恢复期后，我的伴侣有残余疼痛或并发症，下面选项中更符合自己的是哪一个？ | |
| A | 我很善于说出自己想要被满足的亲密需求，并能很自然地向我的伴侣提出要求。 |
| B | 我不善于说出自己想要被满足的亲密需求，我希望我的伴侣能够自己意识到并且尽力满足这些需求。 |
| C | 我很善于在我的身体和亲密关系方面设立界限，能很自然地告诉我的伴侣我还没有准备好进行性行为。 |
| D | 我不善于在我的身体和亲密关系方面设立界限，我希望我的伴侣可以自己意识到我想要什么或不想要什么，并尊重我的想法。 |
| 如果你的回答是你不善于说出自己想要被满足的亲密需求，也不善于为自己设立界限，应该与你的伴侣一起制订计划，在互相支持与尊重的前提下商讨应该如何满足彼此的需求。 | |

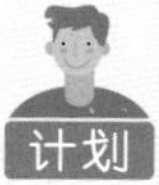


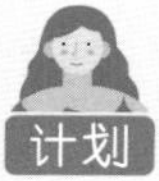


我们的决定

## 财务问题

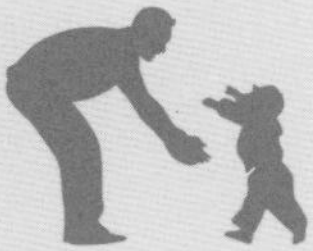

财务是个敏感的话题，可能会导致夫妻关系变得剑拔弩张。事实上，财务问题是导致夫妻间吵架的最常见的原因之一。在金钱问题方面多进行开诚布公的沟通练习，就会减少一些财务压力。

把一个孩子带到这个世界上来一定会影响夫妻之间的财务关系（Financial Sphere）。生养孩子是一项相当昂贵的事业，从吃穿费用到尿布、安全座椅、婴儿推车，光孩子出生第一年就会有许多额外的支出。随着孩子的成长，许多支出也会上升。因此，尽可能提前做好周全的计划，降低财务压力，这是很重要的。

# 关于财务的话题

Finances Conversations

## 话题 11

- 目前你们夫妻之间如何处理财务?
- 你们做预算吗?
- 你们两个人都工作吗?
- 目前你们都向共同账户存钱，以支付日常生活开支（食物、住房、其他家庭用度等）吗?
- 你们有各自的账户吗?
- 你们所在的公司会给你们提供医疗保险和养老保险这些福利吗?

## 开始行动

使用以下表格共同完成财务状况评估。如果你们没有做预算，有很多线上工具可以帮助你们做评估。

| | |
|---|---|
| 我（准妈妈）做全职工作 | |
| 我做兼职工作 | |
| 我没有工作 | |
| 我的伴侣做全职工作 | |
| 我的伴侣做兼职工作 | |
| 我的伴侣没有工作 | |
| 我们只有一个负责家庭开支的共同账户 | |

| | |
|---|---|
| 我们有各自的账户，分别负责个人或家庭开支 | |
| 我们既有共同账户，又有分开账户 | |
| 我有我们家庭的健康保险 | |
| 我的伴侣有我们家庭的健康保险 | |
| 我有残障保险 | |
| 我的伴侣有残障保险 | |
| 我有人寿保险，受益人是我的伴侣 | |
| 我的伴侣有人寿保险，受益人是我 | |
| 我的退休账户上有钱 | |
| 我的伴侣的退休账户上有钱 | |
| 其他财务考虑 | |

结论

评估

我们的决定

# 关于财务的话题

Finances Conversations

## 话题 12

- 孩子出生后你对工作的打算是什么？
- 你们一方或双方打算脱产多长时间照顾孩子？
- 准妈妈生完孩子后继续工作吗？如果是，做全职还是兼职工作？
- 夫妻双方有一方待在家里吗？如果是，这会给主要的赚钱者增加压力吗？另一半需要工作更长时间或换个工作吗？你们的福利是否会受到影响？
- 你们是否有家人帮助照看孩子？还是需要雇用保姆？

## 开始行动

共同完成以下表格，讨论你们的答案。

| 准妈妈： | |
|---|---|
| 我计划在孩子出生后脱产的时长 | |
| 我计划重返现在工作岗位的时间 | |
| 我不打算继续做现在的工作或者我现在没有工作 | |
| 基于以上情况，我的福利会在这些方面受到影响 | |
| 我的伴侣计划在孩子出生后脱产的时长 | |
| 我的伴侣现在没有工作或者不能休假 | |
| 基于以上情况，我的伴侣的福利会在这些方面受到影响 | |
| 我恢复工作后，计划把孩子送到日托班 | 天 / 周 |
| 我恢复工作后，计划让家人帮忙照看孩子 | 天 / 周 |
| 我恢复工作后，计划雇用保姆照看孩子 | 天 / 周 |

结论

结论

我们的决定

## 话题 13

据估算，美国中产家庭养育孩子的费用大约 14000 美元 / 年（2020 年数据）。孩子出生后你们计划如何应对增加的家庭开销（尿布、增加的保险费用、照看孩子的费用等）？

## 开始行动

通过在网上查找中所列物品的平均费用，与你的伴侣一起预估开支。你可能通过哪些方式降低这些开支，比如从朋友或家人那里收集一些他们不再需要的二手物品，在迎接新生儿派对（Baby Shower）上要求大家送一些物品，或者讨论哪些物品是非必要的？

| 孩子出生后第一年的费用 | | |
|---|---|---|
| | | 预估总计 |
| 照看孩子 | 元 / 月 | |
| 尿布 | 元 / 月 | |
| 配方奶粉 | 元 / 月 | |
| 婴儿食品 | 元 / 月 | |
| 婴儿衣服 | 元 / 月 | |
| 安全座椅 | 元 | |
| 婴儿推车 | 元 | |
| 睡觉的空间（摇篮 / 婴儿床） | 元 | |
| 婴儿的房间 | 元 | |
| 增加的健康保险费用 | 元 / 月 | |
| 其他 | 元 | |

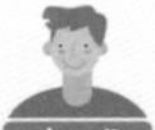

方式

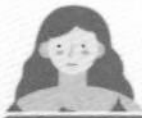

方式

我们的决定

## 话题 14

💬 没人愿意发生突如其来的意外和灾难。但是，如果你们不幸离世，你和你的伴侣是否立了遗嘱，是否为孩子指定了监护人？

## 开始行动

找一位值得信赖的律师，设立具有法律效应的遗嘱，以确保夫妻一方在不幸早逝的情况下遗嘱能够被有效执行，孩子能得到保护。

我们的决定

## 夫妻间的角色分工

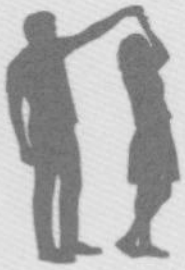

在夫妻关系中，人们倾向于承担特定的角色分工。有些人可能喜欢做饭，收叠洗好的衣服，付账单或者铲雪，而他们的伴侣则乐得清闲。不管是否公开进行讨论，每对伴侣都会有一个过程来决定最可行的分工办法。

当遇到生养孩子这类情况时，家庭角色分工不断变化，夫妻间可能会经常发生矛盾，这时就需要对家庭工作重新分配。比如，在夫妻关系中准妈妈一直承担着管理财务的角色，但她在产后很难保持头脑清醒，她可能需要伴侣帮助她管理金钱。特别需要明确的是，产后的那段时间，家庭角色分工可能会完全改变。准妈妈至少需要几周的时间恢复身体，然后才有精力顾及照看孩子之外的事情，这时最好能请求外援，并降低对生孩子之前角色分工的预期。

良好的沟通非常必要，包括口头感谢对方目前以及在未来关系中为孩子所做的事情。同时应该清晰地界定你们当前的分工，以及在孩子出生后这些分工的短期和长期转变，这样做大有助益。最后坦诚地分享你们的需求，这将帮助你们对变化做好预期，建立和谐的夫妻关系。

# 关于家庭分工的话题

Roles Conversations

## 话题 15

- 目前你们在家庭中各自承担怎样的角色分工?
- 你们如何分配家务?
- 谁来支付账单?
- 你们对现在的分工安排是否满意?

## 开始行动

共同完成下面的表格，讨论你们的答案。

| 目前的分工 | | | |
|---|---|---|---|
| | 伴侣 A | 夫妻二人 | 伴侣 B |
| 买东西 | | | |
| 洗衣服 | | | |
| 做饭 | | | |
| 打扫 | | | |
| 付账单 | | | |
| 庭院工作 | | | |
| 房屋维修 | | | |
| 汽车维修 | | | |
| 照顾宠物 | | | |
| 其他（　　　） | | | |
| 其他（　　　） | | | |
| 其他（　　　） | | | |
| 我对这个分工安排很满意 | | | |
| 我（伴侣 A）希望这个分工安排进行以下几方面调整： | | | |
| 我（伴侣 B）希望这个分工安排进行以下几方面调整： | | | |

# 关于家庭分工的话题

Roles Conversations

## 话题 16

- 孩子出生后，你们认为自己的角色分工会发生哪些变化？
- 你们是一个人还是两个待在家里一段时间照顾孩子？
- 你们是否有一些对角色分工转变的预期没有说出来？比如，如果一个人待在家里照顾孩子，他是否要负责所有的家务？
- 鉴于不同因素对家庭的影响，你们现在可以做哪些安排，可以为角色分工变化做哪些准备？比如：准妈妈是否重返工作？你们是否有帮手？准爸爸可以提供多长时间帮助？你和孩子白天是否有时间睡觉？
- 除此以外，你们要考虑随着孩子的成长，这些职责会如何变化，如何调整家务分配和职责范围？

## 开始行动

共同完成下面的表格，讨论下你们将如何变化分工，给予对方最大的支持。

| 孩子出生后的角色分工 | | | | |
|---|---|---|---|---|
| | | 伴侣 A | 夫妻二人 | 伴侣 B |
| 我认为我们的角色分工会和孕期保持一致 | | | | |
| 我认为我们的角色分工会在以下方面发生改变： | 买东西 | | | |
| | 洗衣服 | | | |
| | 做饭 | | | |
| | 打扫 | | | |
| | 付账单 | | | |

| 孩子出生后的角色分工 | | | | |
|---|---|---|---|---|
| | | 伴侣 A | 夫妻二人 | 伴侣 B |
| 我认为我们的角色分工会在以下方面发生改变： | 庭院工作 | | | |
| | 房屋维修 | | | |
| | 汽车维修 | | | |
| | 照顾宠物 | | | |
| | 其他（　　） | | | |
| | 其他（　　） | | | |
| | 其他（　　） | | | |
| 产后增加的工作: | 日常照看孩子 | | | |
| | 晚间喂养 / 安抚孩子 | | | |
| | 换尿布 | | | |
| | 给孩子洗澡 | | | |
| | 其他（　　） | | | |
| 我设想我们的角色分工转变的持续时长 | | | | |
| 在上面这段时间，我认为我们需要外援 | | | | |
| 我认为以下这些人能帮助我们： | | | | |
| 你们现在可以做哪些安排，可以为角色分工的变化做哪些准备？ | | | | |
| 随着孩子的成长，这些职责会如何变化？ | | | | |

# 自我关爱

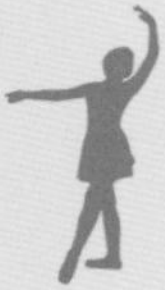

自我关爱包括照顾身体、心理和情绪的健康。良好的自我关爱非常重要，能帮你活出最好的自己。想想在生活中你们在哪些方面没有照顾好自己的身体，如熬夜不睡觉、不太在意吃的食物、运动不足等。想想生活中的你们在哪些地方忽略了自己的心理或情绪需求，如工作过于辛苦、没有时间进行社交、没有娱乐等。长期忽略这些中的任何一件事情，最终都可能导致生病或心情低落。

孩子出生后，闲暇时间将会大幅减少。有些人发现有了孩子后他们在锻炼、饮食和睡觉的需求会上升或下降；有些人发现对有些朋友减少了联系，但交到了其他有孩子的新朋友；一些人发现他们没有精力继续他们原来的爱好，或与自己的伴侣约会。

确定你们当前自我关爱的需求，以及哪些需求是不可妥协的。这能帮助你们安排好孩子出生后的时间，一定要了解适合自己的恢复健康的方式，这会让你和你的伴侣更好地互相支持。

# 活出最好的自己 ♥

Self-Care Conversations

## 话题 17

- 目前你们做了哪些关爱自己身体的事情?
- 你们每天或每周的运动量或身体活动量有多大?
- 你们各自喜欢做哪一类的运动或活动?
- 你们认为孩子出生后这些会发生什么变化?

## 开始行动

共同完成下面的表格，一起讨论你们如何互相支持，以满足对运动或进行其他活动的需求。

| 伴侣 A | | 伴侣 B | |
|---|---|---|---|
| 我目前每天运动 / 活动的时长: | | 我目前每天运动 / 活动的时长: | |
| 运动 / 活动类型: | | 运动 / 活动类型: | |
| 1 个月 | | 1 个月 | |
| 3 个月 | | 3 个月 | |
| 6 个月 | | 6 个月 | |
| 9 个月 | | 9 个月 | |
| 12 个月 | | 12 个月 | |
| 孩子出生后我希望每天运动 / 活动的时长 | | 孩子出生后我希望每天运动 / 活动的时长 | |
| 运动 / 活动类型 | | 运动 / 活动类型 | |

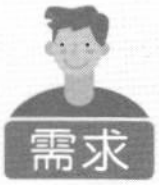


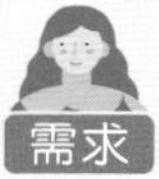


## 我们的决定

## 话题 18

- 你们认为自己的饮食习惯健康吗?
- 你们吃的东西能给你们提供足够的营养和体力吗?
- 你们是否想过通过调整饮食来改善自己的身体状况?
- 你们认为孩子出生后你们的营养需求和饮食习惯会发生怎样的改变?

## 开始行动

共同完成下面的表格,一起讨论你们如何互相支持,以满足对营养的需求。

| 我吃的食物能够为我提供充足的营养和体力 | | | | | |
| --- | --- | --- | --- | --- | --- |
| 伴侣 A | 从来 | | 伴侣 B | 从来 | |
| | 没有 | | | 没有 | |
| | 很少 | | | 很少 | |
| | 有时 | | | 有时 | |
| | 经常 | | | 经常 | |
| | 一直 | | | 一直 | |
| 我希望通过以下方式改变我的饮食习惯 | | | | | |

| 孩子出生后我的营养需求和饮食习惯可能发生哪些改变 | | | | | |
| --- | --- | --- | --- | --- | --- |
| 伴侣 A | | | | | |
| | 1 个月 | 3 个月 | 6 个月 | 9 个月 | 12 个月 |
| 我认为我会很在意自己吃的是什么 | | | | | |
| 我认为我不太在意自己吃的是什么 | | | | | |
| 我认为我会比平时吃得多 | | | | | |
| 我认为我会比平时吃得少 | | | | | |
| 我认为我的饭量会保持不变 | | | | | |
| 伴侣 B | | | | | |
| | 1 个月 | 3 个月 | 6 个月 | 9 个月 | 12 个月 |
| 我认为我会很在意自己吃的是什么 | | | | | |
| 我认为我不太在意自己吃的是什么 | | | | | |
| 我认为我会比平时吃得多 | | | | | |
| 我认为我会比平时吃得少 | | | | | |
| 我认为我的饭量会保持不变 | | | | | |

## 话题 19

- 目前你们各自每天晚上睡多长时间？
- 醒来后你们是否会感到神清气爽？
- 白天你们是否有精神不振的时候？
- 如果有，你们如何重振精神？
- 你们认为孩子出生后自己的睡眠会受到怎样的影响？

## 开始行动

共同完成下面的表格，一起讨论你们如何互相支持，以满足对睡眠的需求。

<table>
<tr><td rowspan="2">我每晚平均睡眠时长</td><td>伴侣 A</td><td colspan="2">小时</td></tr>
<tr><td>伴侣 B</td><td colspan="2">小时</td></tr>
<tr><td rowspan="4">目前我感觉自己睡眠充足</td><td rowspan="2">伴侣 A</td><td rowspan="2">通常如此</td><td>是</td></tr>
<tr><td>否</td></tr>
<tr><td rowspan="2">伴侣 B</td><td rowspan="2">通常如此</td><td>是</td></tr>
<tr><td>否</td></tr>
<tr><td rowspan="4">伴侣 A</td><td rowspan="2">白天有段时间我会<br>精神不振</td><td rowspan="2">通常如此</td><td>是</td></tr>
<tr><td>否</td></tr>
<tr><td>精神不振大约持续时长：</td><td colspan="2"></td></tr>
<tr><td>我如何重振精神：</td><td colspan="2"></td></tr>
<tr><td rowspan="4">伴侣 B</td><td rowspan="2">白天有段时间我会<br>精神不振</td><td rowspan="2">通常如此</td><td>是</td></tr>
<tr><td>否</td></tr>
<tr><td>精神不振大约持续时长：</td><td colspan="2"></td></tr>
<tr><td>我如何重振精神：</td><td colspan="2"></td></tr>
<tr><td colspan="4">你们认为孩子出生后自己的睡眠会受到怎样的影响</td></tr>
<tr><td>伴侣 A</td><td></td><td>伴侣 B</td><td></td></tr>
</table>

## 活出最好的自己 ♥

Self-Care Conversations

### 话题 20

- 你们各自有哪些好朋友？
- 你们平时跟朋友聚会的时间有多长？
- 夫妻二人既有自己的朋友也有共同的朋友吗？
- 你们认为怀孕期间以及孩子出生以后自己和朋友的交往或其他友情会发生哪些改变？

### 开始行动

共同完成下面的表格，一起讨论你们如何互相支持，以满足对社交的需求。

<table>
<tr><td>我最亲密的朋友是：</td><td colspan="2">伴侣 A</td><td colspan="2">伴侣 B</td></tr>
<tr><td>目前我多久见一次朋友：</td><td colspan="2">伴侣 A</td><td colspan="2">伴侣 B</td></tr>
<tr><td rowspan="10">我感觉见朋友的时间足够</td><td rowspan="5">伴侣 A</td><td colspan="2">从来没有这种感觉</td><td></td></tr>
<tr><td colspan="2">很少有这种感觉</td><td></td></tr>
<tr><td colspan="2">有时有这种感觉</td><td></td></tr>
<tr><td colspan="2">经常有这种感觉</td><td></td></tr>
<tr><td colspan="2">一直有这种感觉</td><td></td></tr>
<tr><td rowspan="5">伴侣 B</td><td colspan="2">从来没有这种感觉</td><td></td></tr>
<tr><td colspan="2">很少有这种感觉</td><td></td></tr>
<tr><td colspan="2">有时有这种感觉</td><td></td></tr>
<tr><td colspan="2">经常有这种感觉</td><td></td></tr>
<tr><td colspan="2">一直有这种感觉</td><td></td></tr>
</table>

| | | | |
|---|---|---|---|
| 我们最亲密的共同的朋友是： | | | |
| 目前我们多久见一次共同的朋友： | | | |
| 我感觉见朋友的时间足够 | 伴侣A | 从来没有这种感觉 | |
| | | 很少有这种感觉 | |
| | | 有时有这种感觉 | |
| | | 经常有这种感觉 | |
| | | 一直有这种感觉 | |
| | 伴侣 B | 从来没有这种感觉 | |
| | | 很少有这种感觉 | |
| | | 有时有这种感觉 | |
| | | 经常有这种感觉 | |
| | | 一直有这种感觉 | |

| | |
|---|---|
| 除了朋友以外，我喜欢一起共度时光的人是： | |
| 伴侣 A | 伴侣 B |
| 在怀孕期间以及孩子出生后，你们和朋友的交往会如何改变，或你们将如何结交新朋友： | |
| 伴侣 A | 伴侣 B |

## 话题 21

- 你们各自多久从事一次业余爱好？
- 评估一下，这些业余爱好对你们各自有多重要？
- 你们认为孩子出生后自己从事业余爱好的时间会如何改变？

## 开始行动

共同完成下面的表格，一起讨论你们如何互相支持，以满足对业余爱好的需求。

| | | |
|---|---|---|
| 伴侣 A | 最喜欢的业余爱好 | |
| | 每周我从事这一业余爱好的时长 | |
| | 我希望孩子出生后从事这一业余爱好的时长 | |
| 伴侣 B | 最喜欢的业余爱好 | |
| | 每周我从事这一业余爱好的时长 | |
| | 我希望孩子出生后从事这一业余爱好的时长 | |

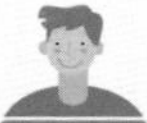

爱好

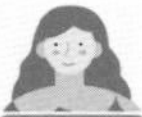

爱好

我们的决定

## 话题 22

💬 你和你的伴侣目前如何满足双方的自我关爱需求？比如，你们如何安排日程，让你们都能挤出时间锻炼身体或与朋友出去玩？

💬 你们各自如何平衡个人自由活动和二人世界时间，比如你们准备如何规划约会之夜和一起在家里度过的时光？

💬 你们认为孩子出生后这个日程会如何变化？

## 开始行动（一）

共同完成下面的表格，一起讨论你们如何互相支持，以满足对自我关爱的需求。

<table>
<tr><td colspan="6">我会与伴侣分享我的自我关爱需求</td></tr>
<tr><td>伴侣 A</td><td>从不</td><td>很少</td><td>有时</td><td>经常</td><td>一直</td></tr>
<tr><td>伴侣 B</td><td>从不</td><td>很少</td><td>有时</td><td>经常</td><td>一直</td></tr>
<tr><td colspan="6">我有足够的时间关照我的自我关爱需求</td></tr>
<tr><td>伴侣 A</td><td>从不</td><td>很少</td><td>有时</td><td>经常</td><td>一直</td></tr>
<tr><td>伴侣 B</td><td>从不</td><td>很少</td><td>有时</td><td>经常</td><td>一直</td></tr>
</table>

<table>
<tr><td rowspan="6">伴侣 A</td><td colspan="2">我有一些自我关爱</td><td></td></tr>
<tr><td rowspan="5">我的需求被忽视了</td><td>从不</td><td></td></tr>
<tr><td>很少</td><td></td></tr>
<tr><td>有时</td><td></td></tr>
<tr><td>经常</td><td></td></tr>
<tr><td>一直</td><td></td></tr>
<tr><td colspan="4">我感到被忽视的自我关爱需求包括：</td></tr>
<tr><td rowspan="6">伴侣 B</td><td colspan="2">我有一些自我关爱</td><td></td></tr>
<tr><td rowspan="5">我的需求被忽视了</td><td>从不</td><td></td></tr>
<tr><td>很少</td><td></td></tr>
<tr><td>有时</td><td></td></tr>
<tr><td>经常</td><td></td></tr>
<tr><td>一直</td><td></td></tr>
<tr><td colspan="4">我感到被忽视的自我关爱需求包括：</td></tr>
</table>

## 开始行动（二）

你们各自列出对个人身心健康和幸福最重要的 5 ~ 10 项自我关爱活动，并与你的伴侣分享、讨论这些活动如此重要的原因。确定自我关爱需求表中最基本的需求，即使在孩子出生后空闲时间有限的情况下也要尽量满足这些需求。分享你们计划如何通过约会或其他在家的活动保持夫妻感情。

| 伴侣 A |
| --- |
| 1、 |
| 2、 |
| 3、 |
| 4、 |
| 5、 |
| 6、 |
| 7、 |
| 8、 |
| 9、 |
| 10、 |

| 伴侣 B |
| --- |
| 1、 |
| 2、 |
| 3、 |
| 4、 |
| 5、 |
| 6、 |
| 7、 |
| 8、 |
| 9、 |
| 10、 |

价值观

信仰

教育

医疗保健

管教

你的成长经历

怀孕

分娩

# PART 2 预备为人父母

## Preparing for Parenthood

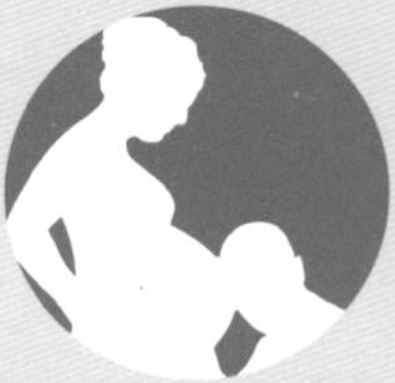

# 价值观

价值观是在信念及其影响下对世界、人和事物的看法和态度。

了解自己成长过程中所形成的价值观，以及随着时间的推移这些价值观的变化情况，这对养育孩子至关重要。了解你和你的伴侣最看重的事物，利用这一信息能帮助你们更好地做出决策，这是朝着建立理想家庭迈出的重要一步。

# 关于一般价值观的话题

General Values Conversations

## 话题 23

- 在你们各自的成长过程中，可能影响你家庭生活的最重要的价值观是什么？
- 你们的价值观如何互补？
- 可能会发生哪些冲突？

请使用下面的价值观列表，试着进行对话。

| | | | | | |
|---|---|---|---|---|---|
| 一起吃饭 | | 吵架后道歉 | | 进行户外活动 | |
| 做事要有耐心 | | 一致的宗教信仰 | | 诚实是最好的处事原则 | |
| 应该赢得别人的信任 | | 努力必有好的结果 | | 取得学术成就 | |
| 花钱要节俭 | | 家庭第一 | | 使工作与生活保持平衡 | |
| 爱护地球 | | 对你的行为负责 | | 做个可信赖的人 | |
| 敢于冒险 | | 表达感谢 | | 待人包容 | |
| 甘于奉献 | | 幽默是最佳的良药 | | 不要放弃 | |
| 你想怎样被他人对待，你就要怎样对待他人 | | | | | |

## 开始行动

写下你们各自在成长过程中所形成的价值观，并在你们成年后仍然认为很重要的价值观旁边打星号。

| 伴侣 A |
| --- |
| 1、 |
| 2、 |
| 3、 |
| 4、 |
| 5、 |
| 6、 |
| 7、 |
| 8、 |
| 9、 |
| 10、 |

| 伴侣 B |
| --- |
| 1、 |
| 2、 |
| 3、 |
| 4、 |
| 5、 |
| 6、 |
| 7、 |
| 8、 |
| 9、 |
| 10、 |

观点

观点

我们的决定

# 关于一般价值观的话题

General Values Conversations

## 话题 24

- 你们希望秉持哪些重要的价值观来养育孩子？
- 你的伴侣是否也认同这些价值观？
- 如果不认同，你计划如何克服这些价值观差异？

## 开始行动

在下页表格中写下养育孩子时你们希望秉持的价值观，以重要性进行排序，并与你的伴侣分享。如果你们的列表存在差异，你们能否找到相似的价值观让你们互相妥协？比如，如果你喜欢远足，而你的伴侣喜欢在沙滩上躺着，你们能否在最基本的价值观（如希望一家人一起享受户外时光等方面）达成一致？如果有必要，以话题 23 中的价值观列表作为谈话的起点。

| 伴侣 A |
| --- |
| 1、 |
| 2、 |
| 3、 |
| 4、 |
| 5、 |
| 6、 |
| 7、 |
| 8、 |
| 9、 |
| 10、 |

| 伴侣 B |
| --- |
| 1、 |
| 2、 |
| 3、 |
| 4、 |
| 5、 |
| 6、 |
| 7、 |
| 8、 |
| 9、 |
| 10、 |

# 信仰

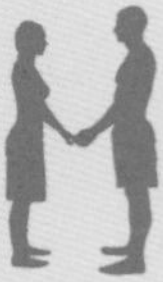

RELIGION & SPIRITUALITY

# 关于精神信仰的话题

Religion & Spirituality Conversations

## 话题 25

- 信仰（主要是指宗教或精神方面的信仰）在你们各自的成长过程中发挥了怎样的作用？
- 目前，信仰在你们各自的人生中发挥着怎样的作用？

## 开始行动

与你的伴侣讨论你们的信仰，分享你们各自在成长过程中认为对自己有益的信仰，并分析是否存在无益的信仰因素？如果存在，这些因素是什么，它们为什么无益？与你的伴侣讨论你是如何将信仰融入自己当前人生的。如果你们来自不同的信仰背景，要和你的伴侣共同厘清并约定好，你们将如何应对这些差异。

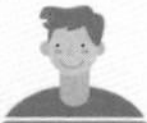

观点

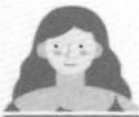

观点

我们的决定

## 话题 26

信仰在你们各自的家庭生活中发挥着怎样的作用？你希望对你的孩子传达什么样的信仰？

## 开始行动

你们认为信仰在你们的家庭中有多大的实际意义？据此和你的伴侣制订计划，比如，你是否要参加特定的敬拜？庆祝某个节日？进行某个宗教仪式？

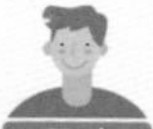

观点

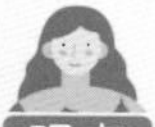

观点

我们的决定

# 教育

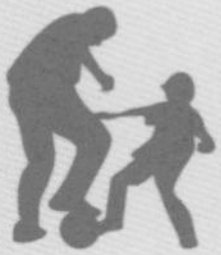

EDUCATION

# 关于教育的话题

Education Conversations

## 话题 27

- 你们各自对孩子的学前教育抱有哪些期待？
- 你们希望让孩子接受哪种学前教育？

## 开始行动

研究你们所在区域的各种幼儿园，或者询问那些孩子同样也在学龄前的朋友，向他们请教为孩子寻找合适的幼儿园、接受学校教育的经验。

经验

经验

我们的决定

## 话题 28

在孩子接受什么类型的学前教育方面，是上公立幼儿园、私立幼儿园、还是由你们亲自辅导，你和你的伴侣对此的意见一致吗？

## 开始行动

对你的伴侣讲明你希望和计划让孩子接受怎样的学前教育，谈话内容可以讨论你们所居住的地区可供选择的学校（小学、中学、高中），以及基于你对孩子的期望，认为哪所学校最符合你的要求。

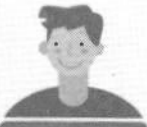

观点

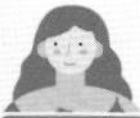

观点

我们的决定

# 医疗保健

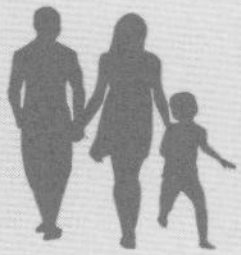

HEALTH CARE

# 关于医疗保健的话题

Health Care Conversations

## 话题 29

- 你们各自对孩子的医疗保健有哪些看法？
- 你们计划采用西医还是其他医疗方式，还是二者兼有？你们为什么会做出这种决定？

## 开始行动

对你的伴侣讲明你对孩子医疗保健的想法以及你做出这种决定的原因。

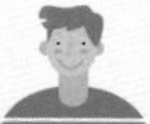

想法

原因

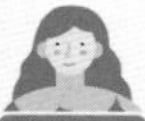

想法

原因

我们的决定

## 关于医疗保健的话题 ❤

Health Care Conversations

### 话题 30

- 你们都有医疗保险吗？
- 如果有，保险覆盖哪些范畴？它能为你们的孩子提供哪些医疗保障？哪些花费需要你们自掏腰包？

### 开始行动

按照你们目前拥有的医疗保险，请你们认真思考从怀孕到分娩以及之后的阶段，哪些费用可以报销？你们可能会增加哪些开支？

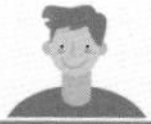

可报销

新开支

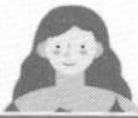

可报销

新开支

我们的决定

# 关于医疗保健的话题 ❤

Health Care Conversations

## 话题 31

💬 在美国以及一些世界的其他地区，过去这些年疫苗接种一直都是富有争议的话题。你们夫妻双方怎样看待孩子的疫苗接种问题？

💬 你们是否认为遵循西医的儿童免疫计划建议更重要？是否同意让孩子一出生就接种疫苗？

💬 你们是否对某个疫苗存在质疑？

💬 你们是否考虑延期实施接种计划或采用其他接种计划？如果是，你们做出这种选择的原因是什么？

💬 你们的选择将如何影响孩子的看护（以及今后的上学）问题？

## 开始行动

向你们的卫生保健提供商或其他可信赖的渠道咨询疫苗接种和儿童免疫计划建议的相关信息。和你的伴侣共同商议，制订你们二人都能接受的疫苗接种计划。

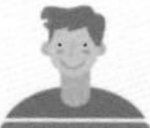

信息

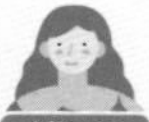

信息

我们的决定

# 关于医疗保健的话题

Health Care Conversations

## 话题 32

- 如果你们生了男孩，你们怎么看待割包皮？
- 是什么信念指引你们产生这些看法？

## 开始行动

向你的卫生保健提供商或其他可信赖的渠道咨询割包皮的相关信息，并根据你们的决定，制订你们二人都能接受的计划。

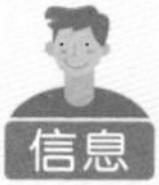


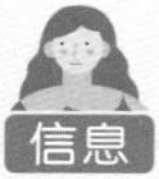


我们的决定

# 管教

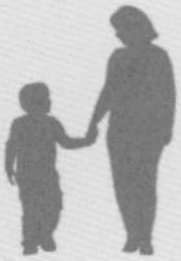

管教是一种教导方式，它有别于惩罚。后者的重点在于通过恐吓所产生的畏惧心理控制孩子的行为。有时孩子在做坏事时会尽量避免被父母发现，这不是因为他们不能判断事物的好坏，而仅仅是不想受到惩罚。管教就不一样，它能帮助孩子认识自然结果，并明白他们的行为会如何影响自己和他人。它在父母和孩子之间建立开放交流的渠道，帮助孩子认识社会行为法则并深入理解其内涵，鼓励孩子积极学习榜样行为，引导孩子敢于对自己的行为负责。同时，父母需要在管教方面保持一致，以团队形式教育孩子。

DISCIPLINE

## 话题 33

- 在你们小时候，你们的父母或其他监护人是如何管教你们的？
- 他们的管教方式有哪些方面让你们喜欢或厌恶？

## 开始行动

和你的伴侣说清楚你的父母或其他监护人使用的哪些管教方式对你有效，哪些管教方式更像惩罚（如果有的话）。一起讨论你们对各自父母管教方式的看法，以及父母的管教方式对自己的影响。

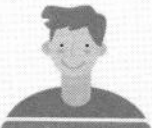

有效

无效

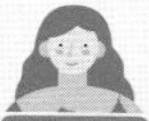

有效

无效

我们的决定

# 关于管教的话题 ❤

Discipline Conversations

## 话题 34

- 你们对管教孩子的基本看法是什么？
- 你们会采用与自己父母截然不同的管教方法吗？

## 开始行动

研究不同的管教孩子的策略，看看哪些策略最符合你们的预期。

我们的决定

# 你的成长经历

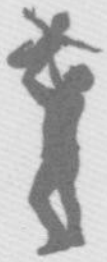

我们人生早期的经历和情感，甚至那些我们没有清晰记忆的经历和情感，对我们目前的生活都有着深远的影响，特别是 0~3 岁这个年龄段为我们如何看待和感受这个世界建立了基础。认真看待自己的成长经历并将它融入养育孩子的过程中，这能帮助你们对孩子和他们的经历产生更深的共情，也能帮助你们理解孩子的言行，改变你们对孩子言行的态度。

你们需要重新理解你们各自的成长经历，寻求帮助来治愈尚未愈合的感情伤害，因为它们可能影响着你们现在的生活。在养育儿女过程中学习回应，而非在压力下做出反应。这是一门需要不断学习的功课。而且身心健康的父母本身就是给儿女最好的礼物之一。

YOUR HISTORY

如果有可能，你们可以和自己的原生家庭成员聊聊你的成长经历，这将对你们有所帮助。此外，下面的一些问题可能会引发某些读者强烈的情绪。如果有必要的话，请务必从你的伴侣、密友、治疗师或其他支持你的人那里寻求帮助。

## 关于你的成长经历的话题 ❤

Your History Conversations

### 话题 35

- 你们知道你们的母亲怀你时的经历吗？
- 那时你们的父母之间的关系怎么样？
- 你们知道你们母亲的分娩经历吗？

### 开始行动

如果条件允许，邀请你母亲和你分享她怀孕、分娩的经历，并且多多记录那个阶段的信息。在母亲分享的内容中，寻找她的情绪内容。比如，在孕期时母亲感到轻松愉快吗？在你出生时，她是否有额外的压力？如果条件允许，邀请你父亲也分享这段经历。如果你无法从你的父母那里获知这些信息，可以从你的出生和医疗记录、兄弟姐妹、亲戚或朋友那里获取一些信息。

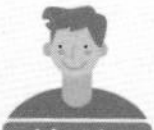

信息

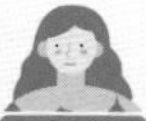

信息

我们的决定

# 关于你的成长经历的话题 ❤

Your History Conversations

## 话题 36

💬 你们各自对自己出生后头三年的经历知道多少？

💬 那时的大多数时间里你们都和谁待在一起？

💬 对于这个阶段，你们有哪些美好的记忆？

💬 当时你们面临过哪些挑战？比如，你们了解照顾者的哪些情况？他们在与你们吃饭、睡觉以及成长过程中都有哪些经历？

## 开始行动

如果你们能找到小时候照顾你们的人，可以请他们分享一下你们小时候的故事、老照片或其他信息，以帮助你们更好地了解自己的幼年。

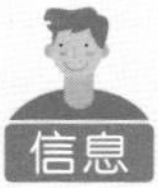


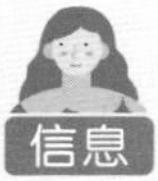


我们的决定

# 关于你的成长经历的话题

Your History Conversations

## 话题 37

- 你们对自己的童年、少年和成年后前几年的记忆如何?
- 在这些阶段，你们有哪些美好的记忆?
- 这些阶段中你们面临过哪些挑战? 比如，你们是否喜欢上学? 课余时间你们都干什么? 你们最好的朋友是谁?
- 你们对照顾自己的人、兄弟姐妹有哪些共处的记忆?
- 离开家以后你们的经历如何?

## 开始行动

如果你们能联系到童年和少年阶段照顾你们的人，请他分享一下你们在成长阶段的故事、老照片或其他信息，以帮助你们更好地了解自己的童年和少年。如果你们有兄弟姐妹或亲戚，也可以请他们也分享一下与你们有关的故事。深入探究这些成长阶段的记忆，包括你们成年后的头几年，包括上学、交友、家庭生活的经历，想想你们对哪些经历的印象尤为深刻。

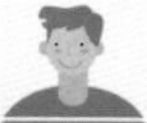

信息

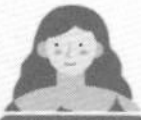

信息

我们的决定

# 怀孕

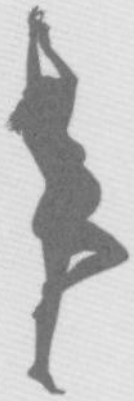

每对夫妻可能对怀孕的感受都不同。你们两个人可能会感到兴奋、紧张、害怕、欣喜若狂、情绪激动、身体虚弱，或者在怀孕后的某一天混杂着以上各种情绪。你们也可能会认为在孩子出生前需要做大量的准备工作，或者你们能泰然处之。随着孩子渐渐成形长大，准妈妈的身体在短期内会发生巨大变化。

PREGNANCY

## 话题 38

💬 你们会向谁寻求产前护理和建议（医生、助产士等）？

💬 你们会从什么渠道获取怀孕相关的信息（朋友、书、博客、播客、视频等）？

## 开始行动

确定你们想接受哪种产前护理以及由谁来提供产前护理，与对方约个时间，带着你们的问题清单过去。也可以在开始学习孕期知识时，到当地的图书馆或书店浏览市面上关于怀孕的相关书籍。或者向已经生了孩子的朋友咨询，又或者找一个你喜欢的网络大号进行了解。

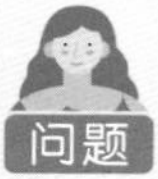


我们的决定

## 话题 39

你们希望接受哪些产检项目？比如，你们是否希望接受多项验血、超声波、基因检测、羊水穿刺等？你们是否担心或反对接受某些产检项目？如果准妈妈或宝宝的健康检查结果出人意料，需要做艰难的决定，你们是否一致认同与医疗保健提供者共同做出这些决定？

## 开始行动

研究有哪些产前检查项目。你们的医疗保健提供者推荐了哪些项目？和你的伴侣交流你的担忧，以及遇到出其不意的检查结果时你们将采取什么计划。

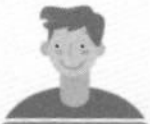

项目

担忧

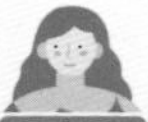

项目

担忧

我们的决定

## 话题 40

准妈妈需要思考应该建立什么样的关系网，以帮助自己平稳度过孕期和分娩，更好地进入产后阶段。比如，准妈妈是否有兴趣加入产前运动课程，从而认识一些其他也愿意建立关系，一起进行产后运动的同伴。

## 开始行动

关注你们所在地区的孕产群体，了解通过哪些孕产群体能扩展准妈妈的关系网。考虑至少与一个人或一对夫妻建立关系，在孩子出生后可以继续与她（们）进行交流。

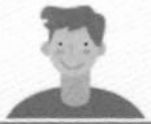

关系网

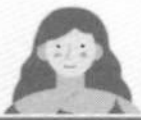

关系网

我们的决定

## 话题 41

💬 尽管大多数人不愿意想这个问题，但是妊娠期并发症时有发生。比如，准妈妈可能会有流产的风险，或者孩子早产。

💬 你们夫妻二人是否已在情感上做好准备，以迎接妊娠期并发症的挑战？

## 开始行动

想一想如果在孕期听到让人不安的消息，你们各自可以向谁倾诉（除了对方之外）？因为在孕期和分娩后的情感支持是非常重要的。如果你和你的伴侣面对共同的挑战，你们可以从外部寻求情感支持，包括家人、朋友、心理咨询师或其他支持者，这会对你们大有助益。

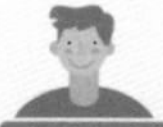

支持者

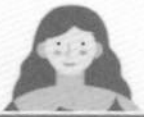

支持者

我们的决定

## 话题 42

- 许多人都曾遭受产前或产后情绪障碍的折磨。在孕期和孩子出生后的一年时间，妻子可能会面对严重的心理健康挑战，即焦虑和抑郁，丈夫可能也会被波及。
- 你们是否知道产前和产后的情绪障碍有哪些症状表现?
- 如果你们也遇到这方面挑战，你们会向谁寻求帮助?

## 开始行动

了解产前和产后情绪障碍的症状。咨询你的医疗保健提供者，请他们推荐可靠的心理咨询师并提供其联系方式。保存好该信息，以备不时之需。除此之外，还有一个非常有用的资源，即产后支持国际联盟（Postpartum Support International），它是帮助人们处理孕期和孩子出生后第一年内情绪障碍的组织，你们可以通过访问它的官网进行咨询。

记录

记录

我们的决定

# 分娩

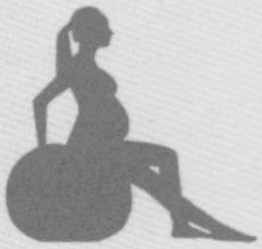

对每个妈妈、爸爸和宝宝来说，分娩都是独一无二的经历。孩子来到这个世界的方式受很多因素的影响，有些因素你们可以控制，但有些因素你们无法控制。设想你们希望通过哪种方式分娩，但你们也要知道实际上的分娩过程可能会与设想的大同小异，也可能大相径庭。

## 话题 43

- 你们希望在哪里生孩子（医院、生育中心、家）？
- 在分娩过程中准妈妈希望向谁寻求支持（你的伴侣、医护人员、家人或朋友等）？
- 在这些支持者中，准妈妈希望在分娩过程中谁陪你待在产房？

## 开始行动

你们一起制订一个清晰的计划，说明你们希望分娩的地方，以及你们选择这个地方的理由。确定谁在分娩过程中为准妈妈提供支持以及希望从他们那里获得哪些具体的支持。

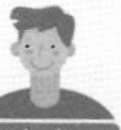

计划

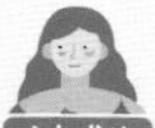

计划

我们的决定

# 关于分娩的话题

Birth Conversations

## 话题 44

- 你们如何为分娩做准备?
- 你们的医疗保健提供者是否提供分娩课程?
- 你们是否对医疗保健提供者之外的某些课程感兴趣?

## 开始行动

研究你们的医疗保健提供者与所在社区提供的分娩课程。研究准妈妈、准爸爸孕期课程的时间安排，制订上课计划。

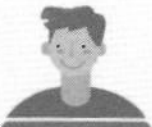

计划

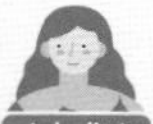

计划

我们的决定

## 话题 45

- 你们希望如何进行分娩？
- 如果分娩过程超乎你们的预期，你们希望如何应对？
- 不管出于何种原因，如果分娩过程与你们的预期不同而让你们焦虑不安时，你们可以向谁寻求帮助？

## 开始行动

详细地写下你们对分娩的预期。想一想，在必要时你们可以寻求哪些人帮助，列出名单。

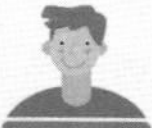

预期

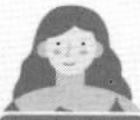

预期

我们的决定

产后

---

睡眠

---

喂养和换尿布

---

感恩和愿景

PART
3

# 初为人父母

Early Parenthood

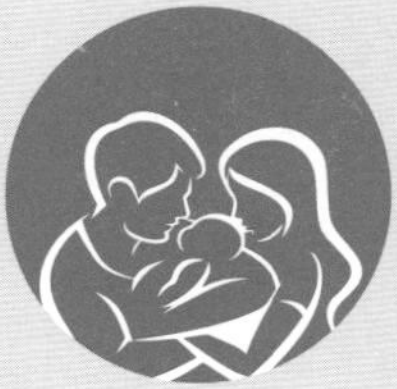

# 产后

第一个孩子出生后你们可能会百感交集，可能会感到非常幸福，也可能会坐立不安、如释重负、伤透脑筋、筋疲力尽，但是有一件事情是确定的，就是开始养育儿女时，你们并不是孤立无援的。产后初期接受帮助会对你们大有助益。为这个阶段做准备的时候，重要的是组建一支队伍，你们的队友甚至可能是你们还没有见过的人。通常，新手父母需要其他正在经历相同阶段父母的帮助，因为他们能够对自己目前的处境感同身受，这就是向即将成为父母的人或刚刚升级为父母的人寻求帮助的好处。提前为产后恢复做准备，将帮助你们避免大量的麻烦，以免你们在产后陷入手忙脚乱，没法向外界寻求帮助。

POSTPARTUM

## 话题 46

- 分娩后你们可以得到哪些人的帮助与支持?
- 你们的家人是否住在附近?或者他们是否会来看望你?你们的朋友呢?
- 在产后几周是否有人可以帮助你们做饭或满足你们的其他需求?

## 开始行动

列出适合帮助你们的家庭，以及能帮助准妈妈满足不同需求的家人和朋友的名单，比如可以帮忙做饭、洗衣服、照顾孩子，以及在产后恢复期和准妈妈、孩子待在一起的人。最好能够让你们的家人或朋友提前做好规划，从而为你们提供更好的支持。

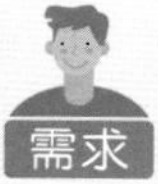


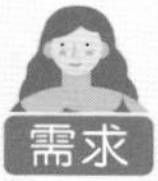


列出名单

# 关于产后的话题 ❤
Postpartum Conversations

## 话题 47

- 如果准妈妈计划在产后继续上班，将有多长时间的产假？
- 在这期间和之后，准妈妈的社会关系网会发生哪些变化？
- 准爸爸能否休假，能否在家里陪着她？

## 开始行动

完成下面的表格，说明准妈妈和准爸爸休产假的时长以及你们在这期间需要获得的帮助类型。

| | | 伴侣 A | 伴侣 B |
|---|---|---|---|
| 我们休假的时长 | 周数 | | |
| | 月数 | | |
| 我们需要得到的帮助 | | 提供帮助的人 | |
| 情感支持 | | | |
| 帮我们做饭 | | | |
| 帮我们购物 | | | |
| 日常帮忙带孩子 | | | |
| 洗衣服或简单地打扫房间 | | | |
| 其他帮助 | | | |

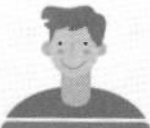

需求

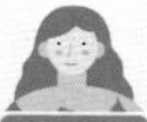

需求

我们的决定

# 关于产后的话题

Postpartum Conversations

## 话题 48

- 成为新手父母后，你们可以加入哪些群体？或者能联系到哪些人，从而为你们提供必要的支持？
- 是否有你们可以参加的产前和分娩课程，在那里你们是否可以结识其他准父母？
- 你们所住的区域是否拥有可以为新手父母提供培训的机构？

## 开始行动

研究你们所在区域和互联网上有哪些孕产社群。加入新手父母群，找到能够提供产前课程、分娩课程或其他课程的培训机构。与其他准父母建立联系，开始构建未来的支持网络。

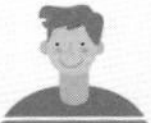

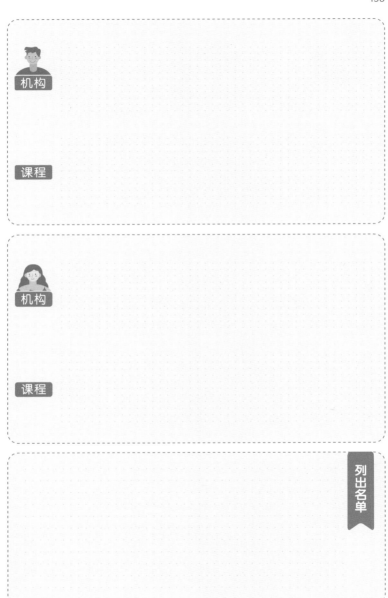

机构

课程

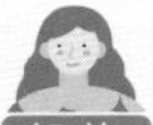

机构

课程

列出名单

## 睡眠

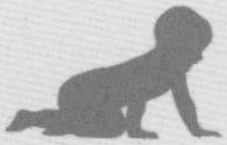

新生儿一般睡得很多，但是他们睡觉的时间不一定和你们睡觉的时间吻合。婴儿在子宫里绝大多数时间都在相对黑暗的环境，他们都闭着眼睛。

宝宝出生后，并不会马上发生转变。他们依旧会在有需要的时候睡觉，依然会在饥饿的时候吃饭。而且因为他们的胃很小，需要频繁地吃东西，半夜也会醒来吃。除此以外，他们习惯了一直被（妈妈的子宫）拥抱的感觉。

从子宫里出来，来到这个世界是巨大的变化，大多数婴儿都需要一段时间来适应这种变，你们也需要时间来适应。大多数新手父母都有睡不好觉的经历，因为宝宝会频繁地醒来，导致父母也会陷入入睡困难。

睡眠对于我们一生的幸福至关重要。许多研究人员认为，不同的睡眠模式是由我们自身肌体决定的，可以通过一定的练习使父母和孩子养成良好的睡眠习惯。如果睡眠成为一项挑战，应该在你们陷入睡眠不足以前探讨应对这项挑战的方法，这无疑会帮助你们解决很多问题。

关于睡眠的话题
Sleep Conversations

## 话题 49

- 你们想让孩子在哪里睡觉?
- 让孩子睡在父母床边的婴儿床或摇篮里，还是独立房间内带有护栏的婴儿床里?
- 随着时间推移、孩子长大，这个问题的答案可能会不一样。

## 开始行动

研究不同的睡眠方案，找出你们认可的几种方案。做出决定时，要保留灵活性，以便应对不同情况。比如，许多父母预想他们的孩子将以某种方式睡觉，但是这套方案如果在家行不通时，就要做不同的安排。

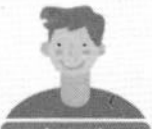

方案

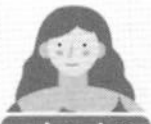

方案

我们的决定

## 话题 50

如果你们的孩子睡眠少，你们可能也睡不好时，你们计划如何解决这个困境？

## 开始行动

寻找你们所在区域的婴儿睡眠专家，或者找几本详细介绍改善睡眠的书，以备不时之需。向你们的社会关系网（有孩子的朋友和同事等）请教他们曾经遇到的相关情况以及有效的改善方法。

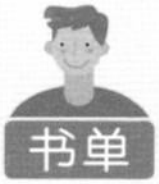


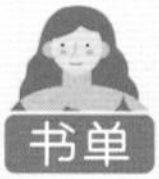


我们的决定

## 话题 51

睡眠不足时，你们可能会感到焦躁不安、迷迷糊糊、多愁善感。此时，你们可能很难对伴侣保持耐心，也很难及时提供支持。

讨论一下，如果你们两个人都睡眠不足，你们将如何照顾自己和对方？

## 开始行动

可以用一个代码或短语作为你们夫妻之间的暗号，让你的伴侣知道你缺少睡眠，需要支持。比如“我熬夜了”，或“我需要打个盹”。有时需要小睡一会儿，或直接放弃你们手头的事情，以确保夫妻双方都能及时补觉。

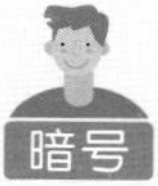


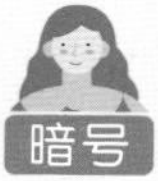


我们的决定

# 喂养和 换尿布

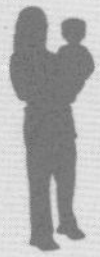

喂养婴儿有不同的形式，如亲喂母乳、瓶喂母乳、喂配方奶和混合喂。不管怎样，新生儿需要喝奶，小小的胃也是需要经常喝奶的。制订灵活的喂养方案，能帮助准父母更好地照顾好新生儿。除此之外，大多数父母都会选择自己给孩子换尿布，但这其中也有很多学问。

FEEDING AND DIAPERING

## 话题 52

- 你们是否计划亲喂母乳？如果是，你们希望亲喂多长时间？
- 如果亲喂母乳遇到挑战，你们计划如何应对？
- 你们是否希望采用瓶喂母乳或尝试亲喂和瓶喂混合喂养？各种各样的因素会影响这一选择，比如妻子希望重返职场，丈夫也希望参与喂养，等等。
- 你们现在为采用瓶喂母乳做了哪些准备？

## 开始行动

如果你们计划亲喂母乳，应做一些相应的研究。对某些女性来说很容易进入亲喂母乳的角色，但是对其他女性来说却并非如此。亲喂母乳可能对一些女性而言是不可能完成的任务。妻子可以在孩子出生前学一些亲喂的知识，这样能帮助你更好地了解其中的门道。同时，适时考虑希望亲喂多长时间，确保你的伴侣能够和你保持一致意见。不同的家庭，面临这种情况的境遇不同，答案也不尽相同。比如，妻子重返职场，或者你们计划在一定时间内再生一个孩子，等等。如果妻子在母乳喂养过程中遇到挑战，在生孩子前做好规划可以更好地帮助你们渡过难关。请别人推荐几个你们所在地区的哺乳顾问，研究你们所在地区的母乳喂养支持组织（包括在线资源），比如国际母乳协会（La Leche League）等。如果你们选择瓶喂，也要想想你们需要做哪些准备。研究吸奶器和你们认可的配方奶，你们需要想好使用哪种奶瓶（玻璃 / 塑料奶瓶，以及不同的奶嘴型号），并提前买好备用。

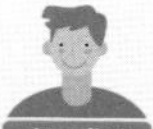

规划

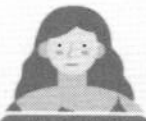

规划

我们的决定

# 关于喂养和换尿布的话题

Feeding & Diapering Conversations

## 话题 53

- 你们对换尿布有什么计划?
- 你们计划使用纸尿裤、尿布，还是两者都用?
- 你们是否计划使用你们所在地区的换尿布服务?
- 你们夫妻能否接受换尿布和洗尿布? 夜里换尿布呢?

## 开始行动

和朋友们聊聊，在网上做做功课，了解不同的换洗尿布方案。讨论一下你们对换洗尿布的计划，以及对彼此的要求。

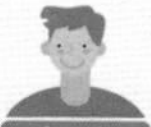

方案

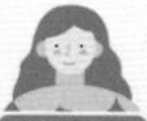

方案

我们的决定

## 感恩和愿景

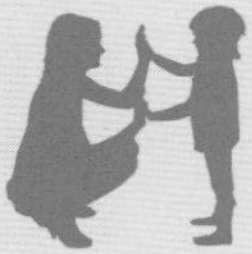

当我们的第一个孩子出生时，我们觉得自己是世界上最幸运的人。我们喜欢抱着小小的女儿，沉醉于新生儿的奶香味，亲吻她的小脚丫，看她睁开美丽的眼睛倒映着我们的身影。我们的二女儿出生后这种感觉倍增，爱和惊叹不断增加，时刻包围着我们一家人。孩子们正在奇妙地、积极地改变着我们的生活，为此我们充满感激之情。

自从当了妈妈后，我经历了突飞猛进的成长：我学会了放慢脚步；遇事更有耐心；自认为到达极限时，突破自我应对挑战；对家人的理解也日益增长。我们夫妻在成为父母后也得到了迅速的成长：我们学会了如何更加高效地沟通；在压力下如何对彼此温柔相待；我们还学会了如何精诚合作，团结一致。养育孩子虽然并不轻松，但是我们充满力量。

毫无疑问，对大多数人来说，为人父母是一件不可思议的事情，而养育新生命是一种幸运，陪伴孩子一同成长是一项恩赐，将孩子养育成人更是一种荣耀。但是，很多时候我们可能无法深以为然，因为作为父母，我们都有处境艰难、手足无措的时候。希望你读完这本书后，能找到一些方法，帮助你在踏上养育儿女之路时能够以平常心面对各项挑战。

当你在养育儿女的道路上不断前行时，我希望你能立足长远。新生儿出生后，你和你的伴侣可能发现照顾孩子需要使出浑身解数，竭力应对各种挑战。但是，和所有关系一样，为人父母也是一段需要不断学习的旅程，你们一定会遇到能够让自己成长、改变和加深彼此连接的机会。

养育儿女没有唯一正确的方式，在这方面，你们会听到很多观点各异的建议，但你们最终还是需要找到适合自己的方式。

你们可能会犯错，甚至会犯很多错。但请记住，你无须成为完美的父母。如果大多数时间你们都能认真经营亲子关系，孩子一定会健康成长，因为孩子有很强的适应力和宽容性。道歉及修复关系的能力对弥补错误大有助益，这也会让孩子明白大人也不过是血肉之躯，有时也会犯错。只有这样，孩子才会有足够的安全感，敢于冒险、敢于犯错，因为他知道你们是他永远的支持者，会原谅他所犯的错误。

我还鼓励你们聚焦在自己的长处上。当你们升级成为父母后，应该平和地看待自己的短处，不断发现自己的长处并积极前行。珍惜那些在养育儿女过程中带给你们喜悦的人和事物。多想想自己能做什么，而非自己不能做什么。多想想孩子的笑声和拥抱，不要计较他的无理取闹。享受为人父母带给你们的小乐趣，珍惜和孩子在一起度过的每一天。

# 关于感恩和愿景的话题

Gratitude & Visioning Conversations

## 话题 54

- 在你们各自的人生历程中以及你们夫妻二人的生活中，你们最感恩的事情分别是什么？
- 你们作为夫妻如何分享感恩？
- 你的伴侣哪个方面让你最喜欢、最感恩？
- 你最欣赏你的伴侣作为父母的哪些特质？

## 开始行动

如果你们还没有分享感激之情的习惯，请培养这个习惯。比如，在晚上吃饭时，各自分享一件值得感恩的事。在你们家中建立一种真实的、积极的仪式，彼此分享感恩的事情，孩子出生后也和他一起分享。

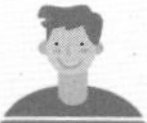

仪式

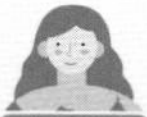

仪式

我们的决定

## 关于感恩和愿景的话题

Gratitude & Visioning Conversations

### 话题 55

我想留给你们最后一个话题，它有望成为一个跳板，引导你们在为人父母后展开许多其他的讨论。

- 你们对家庭的期望和梦想是什么?
- 展望一下你们对家庭和家庭生活梦想成真后的景象。你们共同参与的活动是什么?
- 你们彼此如何建立关系?
- 什么是你们家庭的鲜明标志?
- 你们的家庭经常笑声不断吗?
- 你们是否进行户外冒险活动?
- 你们是否一起读书或演奏音乐?
- 你们是否一起旅行?
- 你们是否在吃饭时热烈地聊天?

尽可能详细地描述你们对家庭生活的愿景，然后和你的伴侣分享你的愿景。将你们二人各自的愿景组合在一起，建立家庭的共同愿景。

### 开始行动

想象一下现在你们对于家庭的共同愿景正在慢慢成真,你们的感觉如何?调动你们所有的感官,让你们的愿景变成现实。写下你们夫妻共同的愿景,通过绘画或拼图展示你们对家庭最大的希望是什么。经常重温你们的愿景，确保你们都在努力实现愿景，并在必要时更新愿景。

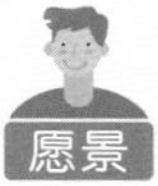


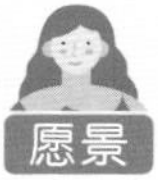


我们的决定